BEI GRIN MACHT SICH IHR WISSEN BEZAHLT

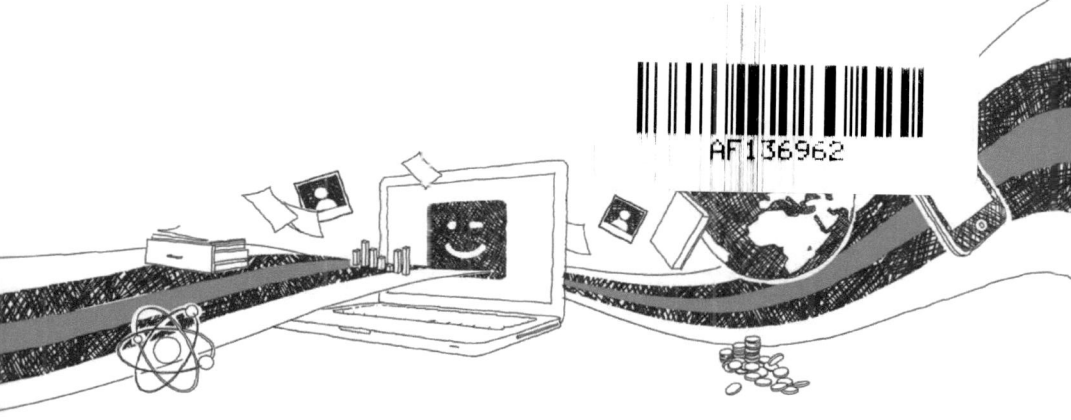

AF136962

- Wir veröffentlichen Ihre Hausarbeit,
  Bachelor- und Masterarbeit

- Ihr eigenes eBook und Buch -
  weltweit in allen wichtigen Shops

- Verdienen Sie an jedem Verkauf

Jetzt bei www.GRIN.com hochladen
und kostenlos publizieren

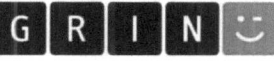

Durchführung einer Beweglichkeitstestung und Trainingsplanung für Beweglichkeits- und Koordinationstraining

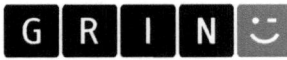

Bibliografische Information der Deutschen Nationalbibliothek:

Die Deutsche Nationalbibliothek verzeichnet diese Publikation in der Deutschen Nationalbibliografie; detaillierte bibliografische Daten sind im Internet über http://dnb.c-nb.de abrufbar.

ISBN: 9783346281937
Dieses Buch ist auch als E-Book erhältlich.

© GRIN Publishing GmbH
Nymphenburger Straße 86
80636 München

Druck und Bindung: Books on Demand GmbH, Norderstedt Germany
Gedruckt auf säurefreiem Papier aus verantwortungsvollen Quellen

Das vorliegende Werk wurde sorgfältig erarbeitet. Dennoch übernehmen Autoren und Verlag für die Richtigkeit von Angaben, Hinweisen, Links und Ratschlägen sowie eventuelle Druckfehler keine Haftung.

Das Buch bei GRIN: https://www.grin.com/document/947575

Inhaltsverzeichnis

1   Personendaten

Tab. 1: Allgemeine Daten

Alter	42 Jahre alt
Geschlecht	Männlich
Körpergröße	189 cm
Körpergewicht	88 kg
Trainingsmotive	Beweglichkeit im Brustwirbelsäulenbereich und an den Beinen steigern, Koordinative Fähigkeiten für eine bessere Alltagstauglichkeit verbessern
Berufliche Aktivität	Verwaltungtätigkeit im Sitzen am Schreibtisch
Aktuelle und frühere sportliche Aktivitäten	11-23 Jahre: 3x wöchentlich 90 Minuten Fußballtraining, 23-27 Jahre: 1x wöchentlich 60 Minuten Volleyball, 27-38 Jahre: 1x wöchentlich 45 Minuten joggen Aktuell: keine sportliche Aktivität
Zeitlicher Verfügungsrahmen	3 x 30 Minuten pro Woche
Orthopädische u. internistische Probleme	Keine
Ärztliche Behandlungen	Keine
Einnahme von Medikamenten	Keine
Sonstige gesundheitl. Einschränkungen	Keine

Die Person ist aufgrund der nicht vorhandenen Erkrankungen oder der Einnahme von Medikamenten voll trainierbar. Positiv wirkt sich außerdem die langjährige sportliche Vorerfahrung aus, dank welcher bereits von grundlegenden Kenntnissen und Fähigkeiten im koordinativen Bereich ausgegangen werden kann.

2   Beweglichkeitstestung

Tab. 2: Beschreibung der manuellen Beweglichkeitstests nach Janda (2000)

Getestete Muskulatur	Detaillierte Beschreibung
Brustmuskulatur	Die Testperson legt sich in Rückenlage auf die Behandlungsliege und winkelt die Beine zur Beckenfixierung an. Die Füße haben Kontakt zur Auflagefläche. Der Brustkorb wird vom Tester mit der Hand/dem Unterarm durch leichten Zug in diagonaler Richtung von der zu testenden Seite weg, fixiert. Der zu testende Arm wird im Schultergelenk abduziert und außenrotiert sowie im Ellenbogengelenk in einem 90°-Beugewinkel gehalten. Die Position des Oberarmes zur Horizontalen stellt den Messbereich dar. Bei der Testdurchführung ist zu beachten, dass ein Abheben des Beckens oder eine Hyperlordose in der Lendenwirbelsäule (LWS) das Testergebnis manipulieren, weshalb Becken und LWS fixiert bleiben müssen. Über das Anwinkeln der Beine und die Anweisung, die Bauchmuskulatur anzuspannen, wird dies erreicht.
Hüftbeugemuskulatur	Die Testperson legt sich in Rückenlage so auf die Behandlungsliege, dass das Gesäß mit dem Rand der Liege abschließt und die Beine überhängen. Ein angewinkeltes Bein wird von der Testperson maximal weit zum Körper herangezogen, der Tester kann dabei

	unterstützen. Das andere Bein ist im Überhang. Vom Tester wird dann die Hüftflexion des Überhängenden Beines beobachtet. Die Position des Oberschenkels im Verhältnis zur Körperlängsachse wird als Messbereich betrachtet. Bei der Testausführung ist zu beachten, dass ein Abheben des Beckens oder eine Hyperlordose in der Lendenwirbelsäule das Testergebnis manipulieren. Durch den Zug am angewinkelten Bein werden Becken und LWS weitgehend stabilisiert und somit einer Manipulation des Ergebnisses vorgebeugt. Unterstützend kann der Tester, falls er eine Hand frei hat, diese unter die LWS der Testperson schieben und von dieser Druck gegen die Hand ausüben lassen, um eine maximale LWS-Fixierung zu erreichen.
Kniestreckmuskulatur	Die Testperson legt sich in Rückenlage so auf die Behandlungsliege, dass das Gesäß mit dem Rand der Liege abschließt und die Beine überhängen. Ein angewinkeltes Bein wird von der Testperson maximal weit zum Körper herangezogen, das Gegenbein wird im maximal möglichen Hüftextensionswinkel durch den Tester fixiert. Dann wird dieses Bein vom Tester in einen maximal möglichen Kniebeugewinkel geführt. Der Winkel zwischen Ober- und Unterschenkel gilt bei die-

	sem Test als Messbereich.
	Bei der Testausführung ist zu beachten, dass ein Abheben des Beckens oder eine Hyperlordose in der LWS das Testergebnis manipulieren. Durch den Zug am angewinkelten Bein bis zur maximalen Hüftflexion werden Becken und LWS weitgehend stabilisiert und so wird einer Manipulation des Ergebnisses vorgebeugt. Die Beugung im Kniegelenk darf nicht durch die Behandlungsliege behindert werden.
Kniebeugemuskulatur	Die Testperson legt sich in Rückenlage auf die Behandlungsliege. Ein Bein ist im Hüft- und Kniegelenk gebeugt. Das andere Bein, welches das zu testende Bein ist, wird vom Tester bei gestrecktem Kniegelenk in die maximal mögliche Hüftflexion geführt. Der Winkel zwischen Beinachse und Körperlängsachse bildet den Messbereich.
	Bei der Testausführung ist zu beachten, dass ein Abheben des Beckens oder eine Hyperlordose in der LWS das Testergebnis manipulieren. Durch den Zug am angewinkelten Bein bis zur maximalen Hüftflexion werden Becken und LWS weitgehend stabilisiert und so wird einer Manipulation des Ergebnisses vorgebeugt. Unterstützend kann der Tester, falls er eine Hand frei hat, diese unter die LWS der Testperson schieben und von dieser

	Druck gegen die Hand ausüben lassen, um eine zusätzliche LWS-Fixierung zu erreichen.
Wadenmuskulatur	Die Testperson legt sich in Rückenlage auf die Behandlungsliege und stellt ein Bein angewinkelt mit dem Fuß auf der Liege ab. Das andere Bein, welches das zu testende Bein ist, wird gestreckt. Die distale Hälfte des Unterschenkels ragt über das Ende der Liege hinaus. Der Tester greift mit einer Hand das Bein distal am Fersenbein. Mit der anderen Hand wird der Fuß von der Außenkante her gegriffen. Vom Tester wird an der Ferse distalwärts gezogen. Mit einem Daumen wird der Vorfuß mit leichtem Druck zum Schienbein hingelenkt. Wenn der M. soleus isoliert getestet werden soll, wird nach dem Erreichen der maximalen Dorsalextension das Kniegelenk gebeugt, während der Tester versucht, das Bewegungsausmaß zu vergrößern. Bei der Testausführung ist zu beachten, dass der Druck mit dem Daumen am äußeren Fußrand erfolgen sollte, damit das Testergebnis nicht verfälscht wird. Außerdem ist der Zug an der Ferse unerlässlich.

Tab. 3: Normwerte + Testergebnisse der Person

Getestete Muskulatur	Normwerte	Testergebnisse der Person
Brustmuskulatur (M. pectoralis major)	Stufe 0 = keine Defizite; Oberarm erreicht Horizontale, Tester kann durch leichten Druck Oberarm unter Horizontale bewegen Stufe 1 = leichte Defizite; Oberarm erreicht Horizontale nicht, Tester kann durch leichten Druck Oberarm bis zur Horizontalen bewegen Stufe 2 = deutliche Defizite; Oberarm erreicht Horizontale auch durch Druck des Testers nicht	Rechts: Stufe 2 Links: Stufe 2
Hüftbeugemuskulatur (speziell M. iliopsoas)	Stufe 0 = keine Defizite; Oberschenkel erreicht Horizontale, Tester kann durch leichten Druck Oberschenkel unter Horizontale bewegen Stufe 1 = leichte Defizite; leichte Hüftbeugestellung, Tester kann durch leichten Druck Oberschenkel bis zur Horizontalen bewegen Stufe 2 = deutliche Defizite; Oberschenkel erreicht Horizontale auch	Rechts: Stufe 2 Links: Stufe 2

	durch Druck des Testers nicht	
Kniestreckmuskulatur (speziell M. rectus femoris)	Stufe 0 = keine Defizite; Unterschenkel hängt senkrecht herab, Tester kann durch leichten Druck die Kniebeugung vergrößern Stufe 1 = leichte Defizite; Unterschenkel ist leicht nach vorne gestreckt, Tester kann durch leichten Druck einen 90°-Kniebeugewinkel erreichen Stufe 2 = deutliche Defizite, Unterschenkel ist deutlich nach vorne gestreckt, Tester kann auch durch Druck keinen 90°-Kniebeugewinkel erreichen	Rechts: Stufe 1 Links: Stufe 1
Kniebeugemuskulatur (Mm. Ischiocrurales)	Stufe 0 = keine Defizite; Flexion im Hüftgelenk ist im Ausmaß von 90° möglich Stufe 1 = leichte Defizite; Flexion im Hüftgelenk ist zwischen 80° und 90° möglich Stufe 2 = deutliche Defizite; Flexion im Hüftgelenk nur unter 80° möglich	Rechts: Stufe 2 Links: Stufe 2

Wadenmuskulatur (Mm. Triceps surae)	Stufe 0 = keine Defizite; Dorsalextension ist mindestens bis 0°-Stellung möglich (90° zwischen Fuß und Unterschenkel) Stufe 1 = leichte Defizite; 0°-Stellung wird nicht erreicht, Dorsalextension ist aber möglich Stufe 2 = deutliche Defizite; Dorsalextension ist nur bis 10° unterhalb der 0°-Stellung möglich	Rechts: Stufe 1 Links: Stufe 1

Bei keinem der Beweglichkeitstests wurde ein Ergebnis ohne Defizit festgestellt. Im Gegenteil wurde bei der Hälfte der Tests sogar das schlechteste Ergebnis erreicht. Zurückzuführen ist das einerseits auf die Verwaltungstätigkeit, welche hauptsächlich am Schreibtisch stattfindet. Durch diese überwiegend sitzende Tätigkeit am PC ist vor allem die Beinbeuge- und Hüftbeugemuskulatur durch fehlende Bewegung und Aktivierung stark benachteiligt, aber auch die Brustmuskulatur weist durch die gebeugte und nach vorne gerichtete Tätigkeit starke Defizite auf. Andererseits fehlt aktuell eine sportliche Aktivität, welche insgesamt zur Verbesserung der Beweglichkeit der gesamten Muskulatur beitragen könnte.

3 Trainingsplanung Beweglichkeitstraining

3.1 Dehnübungen

1. Zwillingswadenmuskel / M. gastrocnemius (passiv, statisch)

Der Trainierende stellt sich in einem kleinen Ausfallschritt so auf, dass die Füße etwa einen Meter entfernt von einander in Ihrer physiologischen Position stehen. Das hintere Bein wird gestreckt und der Körperschwerpunkt wird nach vorne verlagert, während das vordere Bein gebeugt wird.

Es ist darauf zu achten, dass beide Füße während der gesamten Übungsausführung gerade nach vorne ausgerichtet sind. Vor allem der hintere Fuß neigt dazu, während der Dehnübung nach außen gedreht zu werden. Außerdem sollen beide Fußsohlen den Boden während der gesamten Dehnung komplett berühren. Hier ist hauptsächlich auf die hintere Ferse zu achten, damit sich diese nicht vom Boden abhebt.

Die Übung wird pro Seite 30 Sekunden lang durchgeführt, dann erfolgt ein Seitenwechsel. Es handelt sich um eine passive Dehnung, da diese Übung „durch den zusätzlichen Einsatz äußerer Kräfte" (Glück, Schwarz, Hoffmann & Wydra, 2002, S. 66) erfolgt. Die äußere Kraft stellt in diesem Fall der Boden dar, welcher dafür sorgt, dass der Fuß in eine ausreichende Dehnposition gebracht wird.

2. Vierköpfiger Oberschenkelmuskel / M. quadriceps femoris (aktiv-passive Mischform, statisch)

Der Trainierende steht auf dem rechten Bein und umgreift mit der linken Hand das linke Sprunggelenk, nachdem das linke Bein nach hinten angewinkelt wurde. Dann wird das linke Sprunggelenk leicht nach hinten gezogen, bis in der Oberschenkelvorderseite ein Dehnreiz verspürt wird. Gleichzeitig wird die Hüfte in eine gestreckte Position gebracht, um den Dehneffekt zu verstärken. Der Oberkörper wird während der Übungsausführung aufrecht und gerade gehalten.

Nachdem ein Oberschenkelstrecker 30 Sekunden lang durch diese Übung gedehnt wurde, wird die Seite gewechselt.

3. Zweiköpfiger Oberschenkelmuskel / M. biceps femoris (postisometrisch)

Der Trainierende begibt sich in Rückenlage, legt beide Arme neben dem Körper ab, winkelt das linke Bein an und stellt den linken Fuß auf. Das rechte Bein wird vom Trainer ergriffen und langsam mit einer Streckung im Kniegelenk nach oben geführt. Bevor der Trainierende einen Dehnreiz verspürt, legt der Trainer das Bein auf seiner Schulter ab, wobei der Unterschenkel auf der Schulter aufliegt und fixiert das Bein für die gesamte Übung mit beiden Händen in der gestreckten Position. Dann bewegt der Trainer das Bein weiter in die Dehnrichtung, bis ein leichter Dehnreiz verspürt wird. An dieser Position wird das Bein gehalten und der Trainierende gibt mit dem Bein 10 Sekunden lang Druck gegen die Dehnrichtung bzw. die Schulter des Trainers. Danach löst dieser den Druck auf und entspannt die Muskulatur 5 Sekunden lang komplett. Darauffolgend wird durch den Trainer das Bein in eine Position mit deutlicher spürbarem Dehnreiz geführt und dort 20 Sekunden lang gehalten (Hohmann, Lames & Letzelter, 2002, S.

100). Dann wird der Zyklus erneut auf dieser Seite wiederholt, wobei das Bein auch in allen folgenden Zyklen noch mehr in Dehnrichtung bewegt wird.

Hierbei handelt es sich um eine passive Form des Postisometrischen Dehnens, welche deutlich schwieriger durchführbar ist, als die gängigen Dehnformen.

4. Großer Schenkelanzieher / M. adductor magnus (passiv, dynamisch)

Der Trainierende sitzt mit angewinkelten Beinen auf einer Matte. Die Beine werden seitlich nach außen geöffnet, während sich beide Fußsohlen mittig berühren. Es wird ein aufrechter Sitz eingenommen und die Hände greifen an den Knöcheln. In dieser Position werden mit den Knien kleine, langsame Bewegungen nach unten Richtung Boden und wieder nach oben ausgeführt. Dabei können die Ellbogen an den Knien oder Oberschenkeln unterstützen, jedoch muss auf einen weiterhin geraden Rücken geachtet werden.

5. Lendendarmbeinmuskel / M. iliopsoas (passiv, statisch)

Diese Übung wird im Kniestand ausgeführt, wobei ein Bein nach vorne aufgestellt wird. Dann wird der Körperschwerpunkt nach vorne verlagert indem die Hüfte nach vorne-unten schiebt. Währenddessen ist der Oberkörper leicht nach vorne geneigt, um einer zu starken Hyperlordose in der Lendenwirbelsäule vorzubeugen. Die Hände stützen auf dem Oberschenkel des vorderen Beins. Diese Position wird für 30 Sekunden gehalten, dann erfolgt der Seitenwechsel.

6. Großer Gesäßmuskel / M. glutaeus maximus (passiv, statisch)

Der Trainierende begibt sich in die Rückenlage und stellt ein Bein auf. Der Fuß des anderen Beins wird nun auf den Oberschenkel des aufgestellten Beins gelegt. Dann greift der Trainierende mit beiden Händen um die Oberschenkelrückseite des aufgestellten Beins und zieht dieses vorsichtig zum Oberkörper heran. Wenn ein Dehnreiz verspürt wird, wird in dieser Position 30 Sekunden lang gedehnt, bevor dann die Seite gewechselt wird.

7. Breiter Rückenmuskel / M. latissimus dorsi (passiv, statisch)

Im mindestens schulterbreiten Stand führt der Trainierende beide Arme über den Kopf und greift mit den Fingern ineinander. Dann wird der Oberkörper seitlich zur rechten Seite geneigt und in einer Position gehalten, in der ein leichter Dehnreiz beim Sportler vorhanden ist. Die Übung wird für 30 Sekunden pro Seite durchgeführt.

8. Absteigender Anteil des Trapezmuskels / M. trapezius, pars descendens (aktiv-passive Mischform, statisch)

Der Trainierende steht im schulterbreiten Stand, die Arme hängen locker neben dem Körper. Der Kopf wird mit Hilfe der linken Hand langsam zur linken Seite geneigt, sodass eine Dehnung auf der rechten Seite des Halses verspürt wird. Zusätzlich wird dann mit der rechten Hand Druck nach unten gegeben, um die Dehnung zu intensivieren. Diese Position wird statisch für 30 Sekunden gehalten. Es handelt sich dabei um eine Kombination aus aktiver und passiver Dehnung. Der Kopf wird passiv von der Hand zur Seite geneigt, während mit dem Arm durch Antagonisten des M. trapezius Druck nach unten gegeben wird (unter anderem M. serratus anterior). Diese Position wird 30 Sekunden gehalten, dann erfolgt ein Seitenwechsel.

9. Großer Brustmuskel / M. pectoralis major (aktiv, dynamisch)

Der Trainierende stellt sich schulterbreit in einen aufrechten Stand und abduziert beide Arme bis die Oberarme in der waagerechten sind. Zusätzlich wird im Ellbogengelenk ein 90°-Winkel eingenommen. In dieser Position werden nun die Arme in kleinen Bewegungen mit ein wenig Schwung nach hinten bewegt.

10. Rautenmuskeln / Mm. rhomboidei (passiv, statisch)

Im aufrechten, schulterbreiten Stand hält der Trainierende den rechten Arm vor dem Oberkörper zur linken Seite und fixiert ihn in dieser Position indem mit der linken Hand am rechten Oberarm gefasst wird. Nun wird mit der linken Hand der rechte Arm zum Körper gedrückt und in einer Position für 30 Sekunden gehalten.

3.2 Übersicht Trainingsplanung

Tab. 4: Übersicht Trainingsplanung Dehnen

Übung	Dehnmethode	Häufigkeit	Sätze (pro Seite)	Dehndauer (pro Seite/Satz)	Intensität
1.Zwillingswadenmuskel	Passiv-statisch	2-Mal/Woche	2	30 Sekunden	Mittel
2.Vierköpfiger Oberschenkelmuskel	Aktiv/passiv-statisch	2-Mal/Woche	2	30 Sekunden	Hoch
3.Zweiköpfiger Oberschenkelmuskel	postisometrisch	2-Mal/Woche	2	70 Sekunden	Hoch
4.Großer Schenkelanzie-	Passiv-	2-Mal/Woche	2	30 Sekunden	Niedrig

her	dynamisch				
5.Lendendarmbeinmuskel	Passiv-statisch	2-Mal/Woche	2	30 Sekunden	Hoch
6.Großer Gesäßmuskel	Passiv-statisch	2-Mal/Woche	2	30 Sekunden	Hoch
7.Breiter Rückenmuskel	Passiv-statisch	2-Mal/Woche	2	30 Sekunden	Niedrig
8.Trapezmuskel, absteigender Anteil	Aktiv/passiv, statisch	2-Mal/Woche	2	30 Sekunden	Hoch
9.Großer Brustmuskel	Aktiv-dynamisch	2-Mal/Woche	2	30 Sekunden	Hoch
10.Rautenmuskeln	Passiv-statisch	2-Mal/Woche	2	30 Sekunden	Mittel

3.3 Begründung

Im dargestellten Trainingsprogramm wurde das Hauptaugenmerk auf die Muskeln gelegt, welche durch die sitzende Bürotätigkeit des Trainierenden hauptsächlich zu Be-
weglichkeitsdefiziten neigen. Die Muskulatur der unteren Extremitäten, sowie die
Brustmuskulatur können hier dazu gezählt werden. Oft ist die Nackenmuskulatur durch
die Schonhaltung der Wirbelsäule und die Kopfneigung vor dem Computer zudem ver-
spannt. Die Testergebnisse aus den Beweglichkeitstests unterstützen diese Einschät-
zung. Die Übungen zu den eben genannten Muskelgruppen weisen eine höhere Intensi-
tät auf, da dort die Defizite am stärksten sind. Die Abfolge der Übungen ist nicht nach
Intensitäten, sondern nach der Lage des Muskels am Körper orientiert, wobei an den
unteren Extremitäten begonnen wird und die Übungen über den Rumpf zum Schulterbe-
reich, den oberen Extremitäten und dem Kopf führen. Dadurch kann sich die Übungsab-
folge vom Trainierenden leichter eingeprägt werden und das Trainingsprogramm wird
einfacher absolviert werden können. Die Häufigkeit der Einheiten pro Woche orientiert
sich an der zeitlichen Verfügbarkeit des Trainierenden.

4   Trainingsplanung Koordinationstraining

4.1 Koordinationsübungen

1. Beidbeiniger Stand auf stabiler Unterlage (+Arme hoch, Kopf in Nacken)
Der Trainierende steht beidbeinig in hüftbreitem Stand auf einem stabilen Untergrund.
Die Knie sind leicht gebeugt und der Oberkörper in aufrechter Haltung. Zusätzlich wird
die Rumpfmuskulatur angespannt. Um diese Einstiegsübung etwas zu erschweren wer-

den erst beide Arme gestreckt nach vorne gehalten und dann der Kopf in den Nacken gelegt.

2. Beidbeiniger Linienstand auf stabiler Unterlage (+Arme hoch, Kopf in Nacken, Augen zu)

Der Trainierende steht nun aufrecht im Linienstand, das heißt, die Füße werden hintereinander aufgestellt und die Fußspitze des hinteren berührt die Ferse des vorderen Fußes. Auch hier werden zusätzlich beide Arme nach vorne angehoben und der Kopf in den Nacken gelegt. Außerdem werden die Augen geschlossen.

3. Beidbeiniger Linienstand auf instabiler Unterlage (+Arme hoch, Kopf in Nacken, Augen zu)

Es wird durch den Trainierenden erneut der Linienstand aus Übung 2 eingenommen, allerdings nun auf einem Airex®-Balance Pad als instabile Unterlage. Auch werden, nachdem ein stabiler Stand gefunden wurde, die Arme vorne nach oben geführt, der Kopf in den Nacken gelegt und die Augen geschlossen.

4. Langsames balancieren auf Linie mit geschlossenen Augen

Für diese Übung wird auf einer aufgeklebten Linie auf dem Boden balanciert. Der Trainierende stellt sich im Linienstand auf ein Ende der Linie, geht für einen stabileren Stand leicht in die Kniebeuge und balanciert dann langsam über die gerade Linie, ohne einen Fuß daneben zu setzen. Nachdem eine Bahn ohne Problem bewältigt werden konnte, werden in der darauffolgenden die Augen geschlossen.

5. Einbeiniger Stand auf instabiler Unterlage

Der Trainierende stellt sich auf das Airex®-Balance Pad und hebt ein Bein leicht vom Boden ab. Diese Position wird ausbalanciert.

6. Einbeiniger Stand auf stabiler Unterlage mit Beinschwung

Der Trainierende geht auf stabilem Untergrund in den Einbeinstand und beginnt mit dem freien Bein (Spielbein) langsam vor und zurück zu schwingen. Die Arme schwingen unterstützend gegengleich mit.

7. Einbeiniger Stand auf instabiler Unterlage mit Ball fangen aus verschiedenen Positionen

Erneut im Einbeinstand auf dem Airex®-Balance Pad ist nun die Aufgabe, einen Ball zu fangen und zurück zu werfen, den der Trainer aus verschiedenen Richtungen um den Trainierenden herum diesem zuwirft. Der Oberschenkel des Spielbeins kann zur weiteren Steigerung der Belastung waagerecht gehalten werden.

8. Beidbeiniger Stand auf instabiler Unterlage mit Ansage, auf welchem Bein der Ball gefangen werden muss (Var.: Augen bis zur Ansage geschlossen halten)

Die Ausgangsposition ist der beidbeinige Stand auf dem Airex®-Balance Pad. Der Trainer gibt dem Trainierenden eine Seite vor, die beim Fangen des Balls das Standbein darstellen soll. Unmittelbar danach wird der Ball geworfen und muss im Einbeinstand auf dem richtigen Standbein stehend gefangen werden. Um diese Übung deutlich anspruchsvoller zu gestalten, lässt der Trainierende die Augen bis zum Kommando des Trainers geschlossen und öffnet diese nur kurz zum Fangen des Balles.

9. Standwaage, Ball prellen

Der Trainierende stellt sich in den Einbeinstand und geht in eine Standwaage über. Dafür beugt er den geraden Oberkörper nach vorne und führt gleichzeitig das Spielbein gestreckt nach hinten. Im Optimalfall befinden sich in der Endposition das Bein und der Rumpf auf einer waagerechten Ebene. Ihm wird ein Ball gereicht, welcher unter dem Körper mit beiden Händen geprellt werden soll.

10. Standwaage, Trainer versucht, den Trainierenden mit kleinen Impulsen an verschiedenen Körperstellen, aus dem Gleichgewicht zu bringen

Die Ausgangsposition ist erneut die Standwaage. Die Arme werden nun bis in die Waagerechte seitlich angehoben und gehalten. Ebenso können die Arme gestreckt nach vorne in Verlängerung des Rumpfes gehalten werden, was die Übung deutlich erschwert. Der Trainer gibt mit seiner Hand zunächst leichte und dann deutlichere Impulse an verschiedenen Körperstellen des Trainierenden, um dafür zu sorgen, dass dieser mit entsprechenden Ausgleichbewegungen oder Muskelkontraktionen das Gleichgewicht halten muss.

4.2 Übersicht Trainingsplanung

Tab. 5: Übersicht Trainingsplanung Koordination

Übung	Häufigkeit	Sätze (pro Seite)	Satzpausen	Belastungsdauer (pro Seite/Satz)
1	1-Mal / Woche	1	30 Sekunden	45 Sekunden
2	1-Mal / Woche	1	30 Sekunden	45 Sekunden
3	1-Mal / Woche	1	30 Sekunden	45 Sekunden
4	1-Mal / Woche	1	30 Sekunden	45 Sekunden
5	1-Mal / Woche	1	30 Sekunden	45 Sekunden
6	1-Mal / Woche	1	30 Sekunden	45 Sekunden
7	1-Mal / Woche	1	30 Sekunden	45 Sekunden
8	1-Mal / Woche	1	30 Sekunden	45 Sekunden
9	1-Mal / Woche	1	30 Sekunden	45 Sekunden
10	1-Mal / Woche	1	30 Sekunden	45 Sekunden

4.3 Begründung

Die Übungsreihe zur Verbesserung der Gleichgewichtsfähigkeit wurde methodisch aufgebaut, weshalb die einfacheren Übungen zu Beginn durchgeführt werden und sich die Schwierigkeit bis zur letzten Übung progressiv steigert. Aufgrund der größtenteils sitzenden Tätigkeit des Trainierenden wurde das Gleichgewichtstraining besonders auf die unteren Extremitäten zugeschnitten; alle Übungen finden im Stehen statt. Durch seine körperlich einseitige Belastung im Job und die aktuell fehlende sportliche Betätigung ist seine Alltagstauglichkeit gefährdet, da gerade eine gut ausgebildete Gleichgewichtsfähigkeit zum Beispiel zur Prophylaxe von Stürzen essentiell ist (Hu & Woollacott, 1996, S. 85-99).

Bezugnehmend auf die im Vergleich zur Belastungsdauer relativ langen Pausenzeiten ist zu erwähnen, dass dieses Koordinationstraining eine große Belastung für das Zentrale Nervensystem darstellt, weshalb diese Pausenzeiten gewählt wurden.

Die Trainingshäufigkeit ist aufgrund der zeitlichen Verfügbarkeit auf eine Einheit pro Woche festgelegt worden.

5   Literaturrecherche

Im Folgenden sind zwei Studien zum Thema „Effekte des Dehnens im Hinblick auf eine Verletzungsprophylaxe" dargestellt.

Tab. 6: Literaturrecherche

Name der Studie	„A randomized trial of preexercise stretching for prevention of lower-limb injury"	„Increasing Hamstring Flexibility Decreases Lower Extremity Overuse Injuries in Military Basic Trainees"
Wer hat die Studien durchgeführt?	Pope R.P., Herbert R.D., Kirwan J.D., Graham B.J.	Hartig D.E., Henderson J.M.
In welchem Jahr wurden die Studien publiziert?	2000	1999
Mit welchen Versuchspersonen wurden die Studien durchgeführt?	1538 männliche Militär-Rekruten wurden zufällig in eine Interventions- und eine Kontrollgruppe eingeteilt	150 Personen in der Interventions-Gruppe, 148 Personen in der Kontrollgruppe
Wie sah der Versuchsaufbau der Studien aus?	12 Wochen lang machten beide Gruppen ein gemeinsames Aufwärmprogramm vor dem Training. Die Interventions-Gruppe dehnte zusätzlich 20 Sekunden statisch jede der sechs großen Muskelgruppen der unteren Extremitäten, die Kontroll-Gruppe dehnte sich nicht.	13 Wochen lang führten beide Gruppen ein identisches Basis-Trainingsprogramm des Militärs durch. Die Interventions-Gruppe führte zusätzlich ein Dehnprogramm für die ischiocrurale Muskulatur durch. Die Beweglichkeit der ischiocruralen Muskulatur wurde vor und

		nach der Testphase in beiden Gruppen gemessen und alle Verletzungen der unteren Extremitäten, die auf Überlastung zurückzuführen waren, wurden aufgezeichnet.
Welche relevanten Ergebnisse und Schlussfolgerungen lieferten die Studien?	333 Verletzungen der unteren Extremitäten traten innerhalb der 12 Wochen auf, davon 158 in der Interventions-Gruppe und 175 in der Kontroll-Gruppe. Somit kam die Studie zu dem Schluss, dass statisches dehnen innerhalb des Aufwärmens vor einem körperlich fordernden Training keine signifikanten Auswirkungen auf das Verletzungsrisiko hat.	In der Kontrollgruppe gab es 43 Verletzungen, was einer Verletzungsrate von 29,1 % entspricht. In der Interventions-Gruppe traten lediglich 25 Verletzungen aufgrund von Überlastung auf, die Verletzungsrate lag bei 16,7%. Die Anzahl der Überlastungs-Verletzungen der unteren Extremitäten war in der Interventionsgruppe mit beweglicherer ischiocruralen Muskulatur demnach signifikant niedriger.

6   Literaturverzeichnis

Glück, S., Schwarz, M., Hoffmann, U., Wydra, G. (2002). Bewegungsreichweite, Zugkraft und Muskelaktivität bei eigen- und fremdregulierter Dehnung. *Deutsche Zeitschrift für Sportmedizin, 53* (3), 67.

Hartig, D. E., Henderson, J. M. (1999). Increasing Hamstring Flexibility Decreases Lower Extremity Overuse Injuries in Military Basic Trainees. *The American Journal of Sports Medicine, 27* (2), 173-176.

Hohmann, A., Lames, M., & Letzelter, M. (2002). *Einführung in die Trainingswissenschaft* (Limpert Sportwissenschaft, 2. Aufl.). Wiebelsheim: Limpert.

Hu, M.-H., Woollacott, M. H. (1996). Balance evaluation, training and rehabilitation of frail fallers. *Reviews in Clinical Gerontology, 6* (1), 85-99.

Janda, V. (2000). *Manuelle Muskelfunktionsdiagnostik* (4. Aufl.). München: Urban & Fischer.

Pope, R. P., Herbert, R. D., Kirwan, J. D. & Graham, B. J. (2000). A randomized trial of preexercise stretching for prevention of lower-limb injury. *Official Journal of the American College of Sports Medicine, 32* (2), 271.

7   Tabellenverzeichnis

BEI GRIN MACHT SICH IHR
WISSEN BEZAHLT

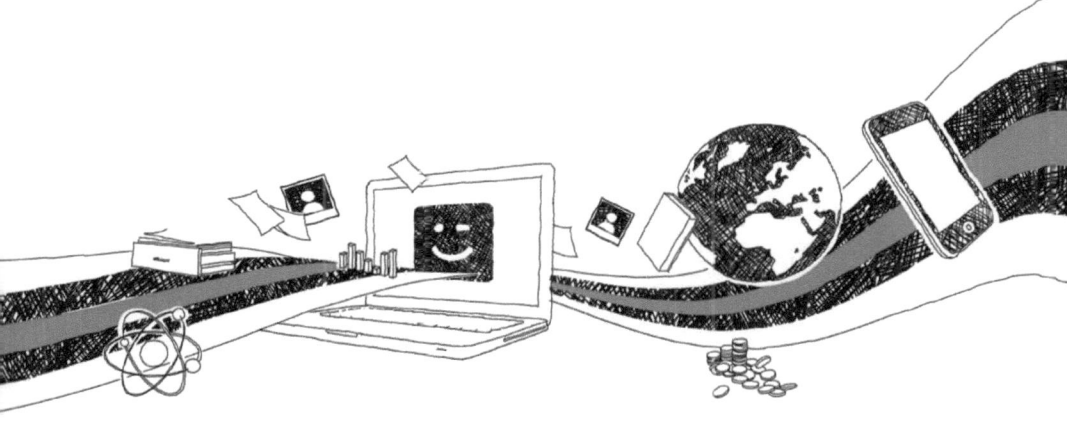

- Wir veröffentlichen Ihre Hausarbeit,
  Bachelor- und Masterarbeit

- Ihr eigenes eBook und Buch -
  weltweit in allen wichtigen Shops

- Verdienen Sie an jedem Verkauf

Jetzt bei www.GRIN.com hochladen
und kostenlos publizieren

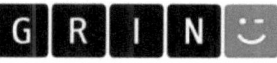